MANUEL D'HYGIÈNE

DES

DENTS ET DES GENCIVES

OU

CONSEILS POUR GUÉRIR SOI-MÊME

SANS OPÉRATION

TOUTES LES MALADIES DE LA BOUCHE

Par M. P.-C. Dalibon

DOCTEUR EN MÉDECINE DE LA FACULTÉ DE PARIS, MEMBRE DE PLUSIEURS SOCIÉTÉS SCIENTIFIQUES

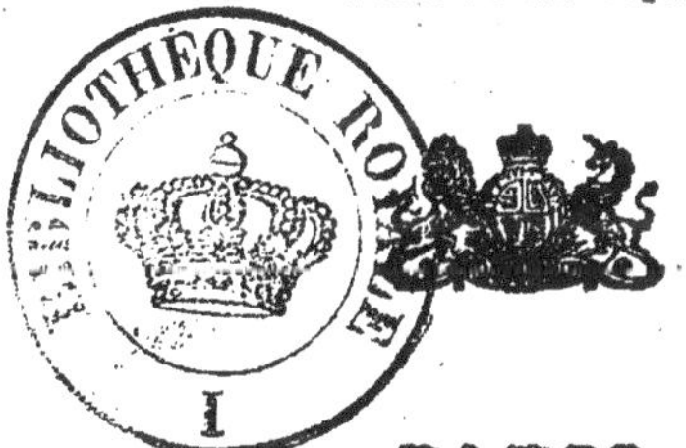

1843

PARIS

CHEZ TRABLIT, RUE J.-J. ROUSSEAU, N° 21

ET

CHEZ LES PRINCIPAUX PARFUMEURS DE LA FRANCE ET DE L'ÉTRANGER.

Impr. de Felix Locquin rue N.-D. des Victoires

1843

HYGIÈNE

DES

DENTS ET DES GENCIVES,

NOTICE MÉDICALE SUR L'ELIXIR ET LA POUDRE JACKSON;

PAR DALIBON,

Docteur en Médecine.

Utilité des soins de la Bouche.

Les dents, organes communs à l'espèce humaine et à un grand nombre d'animaux, sous le rapport de l'utilité, ont cela de particulier chez l'homme, qu'elles servent non seulement à l'acte important de la mastification, mais encore à sa parure; et tout le monde sait en apprécier l'importance et l'utilité. Leur propreté, leur blancheur, leur solidité jointe à la fraîcheur vermeille des gencives et des lèvres, dénotent toujours une brillante santé, et sont l'apanage exclusif des personnes qui donnent des soins à l'entretien de leur bouche. Sans les dents, point de digestion qui ne soit imparfaite, point de prononciation qui ne soit vicieuse : l'air n'est plus modifié pour la production normale des sons qui constituent la pureté de la voix. La salive se perd en parlant, les joues perdent leur contour, la figure se ride, le menton s'allonge et se sillonne; bientôt tous les traits se décomposent, et au printemps de la vie, succède l'hiver affreux d'une vieillesse prématurée.

Les médecins négligent généralement les maladies qui affectent les gencives et la substance dentaire. Cependant, aucune partie de l'organisme ne mérite plus d'études et de connaissances spéciales; tous les dérangements du corps humain semblent se refléter sur les dents. Combien d'enfants ne succombent-ils pas pendant leur première dentition! Les maladies graves et certains médicaments énergiques en altèrent l'émail et la blancheur. Un tartre noir et fétide ne se montre-t-il pas toujours au moindre dérangement d'estomac? Certains vices généraux de l'économie, tels que le scorbut, les scrofules et le virus de la syphilis, ne gangrènent-ils pas les gencives et ne ramollissent-ils pas toujours la substance même des dents? Par toutes ces considérations, on voit de quelle importance il serait que les gens instruits s'occupassent de l'hygiène et du traitement des maladies de la bouche.

Affections des Gencives.

Indépendamment de l'effet fâcheux qui résulte pour la vue de l'influence que les maladies exercent sur les dents, il naît de leurs affections morbides des incommodités réelles. Les gencives s'altèrent, se tuméfient, l'odeur de la bouche devient insupportable, souvent même pour la personne affectée ; toutes les parties voisines des dents se ressentent de leurs maladies, et les souffrances se joignent aux incommodités. De là, cet allongement apparent des dents, leur mobiltié, les douleurs qu'on y éprouve, et qui sont bientôt suivies de la perte partielle ou totale de ces organes ; de là aussi, leur carie et les différentes douleurs qui accompagnent cette affection. Si l'on savait que de toutes les douleurs auxquelles les maladies assujettissent l'homme, il n'en est point qui soient plus insupportables, plus atroces, que celles qui résultent de certaines affections des dents et des gencives, on ne négligerait pas de se mettre à l'abri de tant de maux par quelques soins de propreté ou par de légers secours de l'art qui suffisent souvent pour prévenir tant de fâcheux accidents. En effet, toutes les personnes qui font un usage habituel de l'eau balsamique du docteur Jackson ont toujours les gencives fraîches et vermeilles, et, comme les dents ne sont retenues dans leurs alvéoles que par la pression des gencives on est certain de conserver ses dents saines tant que l'on aura soin d'éviter les affections des gencives et leur engorgement maladif.

Des soins de la Bouche.

Mas vale un diente que un diamente. Une dent vaut mieux qu'un diamant, disent les Espagnols ; J.-J. Rousseau n'a-t-il pas dit aussi qu'il n'est pas de vilaine femme avec de belles dents ? Ovide propose comme préservatif contre l'amour de faire rire la jeune fille qui est mal dentée. Celui qui n'a pas soin de ses dents trahit par cette seule négligence des habitudes de mauvais compagnie, et on peut lui appliquer la chanson d'Odry :

Votre bouche en riant fait que mon nez rechigne
 Du noir désordre de vos dents,
Sans que je leur impute une vapeur maligne,
 Qui peut-être vient du dedans.

La beauté est fille de la propreté, et exige beaucoup de soins ; il faut l'entretenir, la perfectionner, nous dirons presque la cultiver et la faire éclore, puisque, produit brillant de la civilisation et du luxe, elle ne se montre jamais avec tous ses attributs et tous ses charmes dans l'état sauvage, ni sous l'influence des professions pénibles et de la pauvreté. Un peu de coquetterie est surtout utile au beau sexe pour l'entretien des dents; et malheur aux femmes qui n'en auront pas soin ; qu'elles se souviennent, quoique bonnes mères et épouses fidèles, que, en perdant leurs charmes, elles perdent souvent leur empire, la paix et le bonheur de leur ménage; et quoi de plus repoussant que des dents cariées et l'haleine fétide qui en est la conséquence! Certainement, une femme mariée, dont les dents répugnent à la vue, et font qu'on prendrait pour une grimace chaque sourire qui lui échappe, risque de causer de la répugnance à l'homme qui voudrait l'entourer de toute sa tendresse. M. Delarivière, meilleur philosophe que bon poète, dit avec raison :

La plus aimable femme est tristement changée,
Quand son ris nous découvre une dent mal rangée.
La longueur en révolte, ainsi que la noirceur;
Et chaque homme en devient l'implacable censeur.

Maladies des Dents.

Nous les divisons en celles qui affectent les parties dures, et en celles qui intéressent leurs parties molles. Les premières sont l'usure, l'entamure, la fracture, l'atrophie des dents, la décomposition de l'émail, sa décoloration, la carie, la consomption des racines et leur exostose. Les secondes sont l'inflammation de la pulpe, sa fongosité, son ossification. Ce serait aussi dans cette dernière série qu'il faudrait placer les diverses douleurs dentaires.

ATROPHIE. — L'atrophie dentaire est la plus commune; elle semble n'affecter que l'émail. Elle se manifeste par de petits enfoncements rapprochés qui ressemblent à des piqûres, par des dépressions irrégulières dont la surface n'est pas toujours polie, par des sinuosités transversales unies ou pointillées, séparées par des lignes saillantes. Ces traces d'atrophie sont quelquefois sans altération de couleur à l'émail, ou elles sont jaunâtres. Si on fend en long ces dents atrophiées, on remarque que l'émail est plus mince au niveau des dépressions et plus épais vis-à-vis des saillies. La substance éburnée ne paraît pas participer à la maladie. On peut remédier à cette maladie en employant l'eau du docteur Jackson pendant cinq ou six mois régulièrement; quelquefois on est obligé de continuer deux ou trois ans; mais l'atrophie se borne après l'emploi de quelques flacons, selon les règles tracées à la fin de cette brochure.

ALTÉRATION DE L'ÉMAIL. — La décomposition de l'émail offre, comme l'atrophie des dents, plusieurs degrés; elle se manifeste par des taches brunes ou noirâtres sur la surface antérieure ou sur les côtés de la couronne. Au niveau de ces taches, l'émail conserve son poli et résiste aux instruments, ou bien il est rugueux, offre une légère déperdition de substance et cède un peu à la rugine. Ces taches peuvent s'étendre jusqu'à la face interne de l'émail qui, dans la plupart des cas, reste blanche. Elles ne sont point accompagnées des traces que fait la carie dans la substance osseuse. Elles sont toujours produites, d'ailleurs, par le contact des parties malades voisines, soit d'une dent cariée, soit d'une ulcération ou d'une inflammation gangréneuse des parties molles. Cette espèce d'altération de l'émail ne rend pas les dents douloureuses, et elle s'arrête spontanément dès que la dent qui en est affectée cesse d'être en contact avec les parties malades. On enlève sans inconvénient les taches qui restent sur les dents avec un grattoir : l'eau du docteur Jackson convient également pour empêcher la décomposition de l'émail et pour lui donner de la force en facilitant la régénération. Il faut en faire usage régulièrement pendant trois mois, on cesse pendant un temps égal, et puis on recommence jusqu'à parfaite guérison en suivant l'instruction qui est à la fin de cet ouvrage.

DÉCOLORATION. — Nous désignons par cette expression le changement de couleur que présente une ou plusieurs dents et qui n'est occasionné ni par un enduit, ni par une lésion de tissu extérieure. Une dent devient quelquefois jaune, noirâtre ; elle reste indolente ; aucun moyen ne peut lui rendre sa blancheur ; si on extrait cette dent et qu'on la divise en deux, on trouve les débris de la pulpe frappés de mort depuis long-temps ; ils sont bruns ou noirâtres, et ce sont eux qui ont taché les parois de la cavité dentaire. Toutes les dents prennent quelquefois une teinte jaunâtre chez les vieillards. Quelques maladies prolongées, et notamment les fièvres intermittentes, l'ictère, jaunissent aussi les dents. Quelquefois cette ulcération accidentelle se dissipe ; mais, dans le plus grand nombre de cas, les dents ne reprennent jamais leur couleur naturelle. Cependant, on doit toujours se hâter d'employer l'eau de Jackson, parce qu'elle seule peut raffermir les gencives et faciliter la reproduction de l'émail.

DE LA CARIE DES DENTS. — La carie des dents, et tous les accidents qu'elle entraîne, n'ont lieu que dans l'enfance, la jeunesse et l'âge mur. Les dents des vieillards et même celles des hommes qui sont parvenus vers l'âge de cinquante ans, ne se carient plus. Les dents de lait sont les plus sujettes à la carie ; mais cette affection ne peut y être déterminée par le même concours de causes que chez l'adulte.

La carie n'est point douloureuse par elle-même : l'affection des nerfs seule excite la sensibilité de l'organe dentaire : aussi voit-on des dents cariées produire, pendant un temps plus ou moins long, les plus vives douleurs, et devenir ensuite insensibles, quelquefois pendant fort longtemps et même pour toujours. Il est des personnes qui ne souffrent de leurs dents cariées que lorsqu'il y a une variation dans l'atmosphère. Ici, l'affection dentaire simule exactement certaines affections rhumatismales. Les causes morbifiques de chaque carie déterminent la susceptibilité ou la non susceptibilité qu'a la partie malade d'éprouver de la douleur.

La carie se manifeste presque toujours à l'extérieur des dents, plus souvent aux molaires qu'aux canines et aux incisives : de très jeunes gens ayant les incisives saines et blanches ont été privés, par l'effet de la carie, de la plupart de leurs molaires. Les dernières, ou dents de sagesse, sont très-sujettes à se carier ; lorsqu'elles sont tardives, elles sortent souvent déjà frappées par la carie. D'abord, c'est une fort petite portion de l'organe qui est affectée par la carie. Dans les molaires, c'est pour l'ordinaire le fond d'une des petites cavités de leur surface qui est le siège primitif de la carie; elle commence communément sur le côté des dents incisives, près de leur collet. Il arrive, mais moins ordinairement, que la carie commence dans l'intérieur de la dent, dont la couleur devient noirâtre et brillante néanmoins, parce que son émail encore intact conserve le poli qui lui est propre. La couleur noire réunie aux douleurs sourdes qu'on ressent dans la dent, n'a point même de trou qui pénètre dans sa cavité. Jamais la carie ne survient sur le collet d'une dent déchaussée; elle ne survient pas non plus sur une portion de racine dénudée depuis un certain temps. L'agacement des dents, leur sensibilité, leurs douleurs ne sont que des signes rationnels insuffisants pour caractériser l'existence de la carie; mais l'inspection des dents suffit, dans le plus grand nombre de cas, pour faire reconnaître cette maladie.

Lorsqu'il s'agit d'arrêter les progrès de la carie, il n'est pas moins important de mettre en usage les moyens hygiéniques et les médicaments internes, et en même temps on a recours à un traitemant local par lequel on se propose de changer, soit le mode de vitalité des parties malades, soit de les désorganiser, soit de les enlever immédiatement. En thèse générale, quand une dent est très cariée, il n'y a qu'un moyen, c'est l'extraction; mais là ne se bornent pas les précautions, parce que la même cause qui a produit la carie d'une dent doit bien certainement continuer à agir, si l'on n'emploie aucun remède. Nous conseillons donc dans ce cas l'eau de Jackson, son usage guérit avec facilité toutes les caries superficielles quand on a eu le soin d'enlever avec un grattoir la portion de dent qui est noirâtre, et, par son action puissante, elle empêche le retour des mêmes accidents. Les personnes qui ont plusieurs dents profondément cariées doivent user pendant plusieurs mois deux fois par jour de l'eau de Jackson. On évite ces gargarismes multipliés en se rinçant la bouche après chaque repas avec de l'eau aromatisée avec la même eau balsamique, ce qui prononce une haleine douce et suave, tandis que ceux qui n'ont pas soin de leurs dents quand elles sont malades, ont toujours une haleine fétide et repoussante. Voyez l'instruction sur la couverture.

Odontalgie ou Mal de Dents.

Les femmes nouvellement accouchées, certaines femmes dans le cours même de leurs grossesses, y sont assez sujettes ; nous l'avons plusieurs fois observée chez les enfants dans les saisons froides et humides. Cette maladie, lorsqu'elle est aiguë, est souvent produite par les courants d'air froid, par les lotions de la tête avec l'eau froide, la répercussion de la transpiration, d'un exanthème, la suppression d'un exutoire, etc. Elle est caractérisée d'abord par une douleur sourde, ensuite aiguë et pulsative d'une dent qui paraît saine. La gencive ne tarde pas à se gonfler et à devenir rouge et douloureuse, et souvent le gonflement se propage à la joue. Cette inflammation peut se terminer par résolution ou par la formation d'un abcès. On doit la combattre par les gargarismes émollients aromatisés d'eau de Jackson, par l'application des sangsues sur les gencives et au dessous des angles des mâchoires, par les boissons émollientes tièdes, les bains tièdes, bains de pieds sinapisés; il ne faut jamais s'effrayer d'un mal de dents quand il est passager et ne revient qu'à des époques éloignées, car on est sûr d'en triompher en se servant habituellement de l'eau balsamique du docteur Jackson: quatre à six flacons sont suffisants.

ODONTALGIE NERVEUSE. — Cette espèce de mal de dents est la plus fâcheuse; son siège paraît être dans les nerfs dentaires eux-mêmes. Souvent elle existe sans qu'il y ait une maladie des gencives, des dents ou des alvéoles. On la rencontre assez souvent unie à des névralgies de l'œil, de l'oreille, de la face, de la langue, du pharynx, de la peau et des muscles du cou. La douleur occupe presque toujours plusieurs dents; l'extraction des dents peut augmenter la douleur au lieu de la calmer. La douleur consiste le plus souvent dans des élancements déchirants qui, chez quelques sujets, reviennent par accès périodiques. Cette odontalgie est plus fréquente chez les femmes hystériques et chez les hommes robustes. Sa durée est variable, elle est sujette à récidive. Pour calmer le mal de dents provenant d'une exaltation de sensibilité nerveuse, il faut avoir recours aux infusions légères de tilleul et de feuilles d'oranger, aux potions calmantes et éthérées, aux bains tièdes, aux gargarismes d'eau de guimauve avec quinze à vingt gouttes de laudanum; tous ces moyens peuvent être employés concurremment avec des gargarismes d'eau de Jackson. Son action se fait surtout sentir pour éloigner la cause qui a donné naissance à cette odontalgie, et il faut s'en servir matin et soir à de petites doses, en employer huit à dix flacons afin de donner du ton aux nerfs dentaires, et en prévenir l'irritation. Le mode d'employer est indiqué sur la couverture.

RAGE DE DENTS. — L'odontalgie est plus fréquente dans l'enfance, la jeunesse et les premières années de l'âge adulte, que dans les périodes plus avancées de la vie; elle offre, outre les différences qui résultent de ces causes, une foule de variétés sous le rapport de son mode d'invasion, de ses degrés d'intensité, de sa durée, de son type continu ou intermittent, du retour périodique ou non périodique de ses accès. D'autres différences proviennent de la fixité ou de la mobilité de la douleur, et surtout de l'influence sympathique plus ou moins forte qu'elle exerce sur les organes des principales fonctions; cette influence n'est pas toujours en rapport avec la violence de l'odontalgie; elle emprunte la plus grande partie de sa force de la susceptibilité nerveuse des sujets malades.

L'odontalgie habituelle, chronique, peu intense, dépendant d'une carie ou de toute autre maladie organique d'une dent, gêne plus ou moins la mastication, trouble momentanément le sommeil, occasionne des fluxions, mais elle n'offre aucun danger. Il n'en est pas ainsi de l'odontalgie aiguë, violente, de celle qu'on nomme vulgairement rage de dents. Celle-ci produit des élancements insupportables dans les dents, les gencives, les joues, quelquefois en même temps dans les oreilles, les yeux, le crâne; elle prive entièrement de sommeil; elle peut occasionner la fièvre, des spasmes, des vomissements, des convulsions, des délires, des syncopes. Ordinairement, lorsque la douleur doit bientôt diminuer, la joue et les gencives se gonflent; une salive abondante mêlée des mucosités visqueuses coule abondamment de la bouche. Le genre de douleur que l'on ressent est si aigu, si déchirant, qu'il fait parfois jeter les hauts cris; on a vu des individus se battre la tête contre les murs par la violence des souffrances et du désespoir auquel il les réduisait.

Pour remédier à cette affection, il faut quelquefois recourir à la saignée, aux sangsues, aux bains, aux fumigations, aux bains de pieds sinapisés. On devra aussi employer l'eau de Jakson en gargarisme, pur sur du coton, en verser sur des compresses imbibées d'eau de guimauve, sur des cataplasmes de farine de riz et de graine de lin, etc., etc. Quand les accidents seront dissipés, l'emploi de l'eau de Jakson en éloignera le retour, en diminuera l'intensité.

Lorsque la douleur des dents est due aux transports d'une humeur, les dérivatifs deviennent le principal moyen de traitement. C'est alors qu'on applique de petits vésicatoires connus sous le nom de *mouches*, aux tempes, derrière l'oreille ou sur le point de la joue correspondant à la dent malade. On fait aussi des mouches avec de l'extrait gommeux d'opium, qu'on applique dans le même but; mais ils sont plus efficaces dans la névralgie que dans l'odontalgie produite par la déviation d'un principe rhumatisant ou goutteux. On use encore des émollients pour calmer la douleur, ce qui n'exclut jamais l'emploi de l'eau du docteur Jakson qui occupe toujours le premier rang pour combattre toutes les douleurs des nerfs dentaires.

MAL DE DENTS DANS LE PREMIER AGE. — Lorsqu'un mal de dents est le résultat de la première dentition, il s'agit de faciliter l'évolution dentaire : on y parvient en diminuant l'épaisseur de la gencive et en détruisant la pléthore locale qui existe souvent. C'est pour parvenir au premier but que la nature excite les enfants à mâchonner tout ce qu'ils peuvent porter à leur bouche, même les corps les plus durs; on leur donne des hochets d'argent, d'ivoire, de corail, pour cet usage, ou des morceaux de bois de réglise, de racine de guimauve, etc., qui font le même office, mais qui présentent l'inconvénient de se rompre et de pouvoir être avalés : ce qui peut donner lieu à des accidents graves.

Maladies des Gencives.—Traitement.

Dans l'état naturel, les gencives sont fermes, de couleur rosée, et elles recouvrent les racines des dents. Durant la maladie, elles éprouvent différentes altérations qui concourent à faire reconnaître diverses affections morbiles. Les gencives sont le siège de démangeaisons, de douleurs, d'hémorrhagies, d'excoriations, de crevasses et d'aphthes plus ou moins étendus. Elles diminuent de volume de manière à recouvrir à peine les bords alvéolaires, ou au contraire, elles s'engorgent, se tuméfient, s'amollissent, et offrent des excroissances qui quelquefois dépassent les dents. Elles deviennent blanches, pâles, rouges, livides.

Lorsque, pendant le traitement de certaines maladies, le mercure porte son action sur les gencives, les malades éprouvent un picotement et une démangeaison assez pénibles. Elles se gonflent, rougissent et sont humectées d'une salive plus abondante et d'une odeur fétide. Le prurit et les douleurs de gencives qui engagent les enfants à y porter la main, ou des corps étrangers, sont au nombre des signes de la dentition.

Le saignement fréquent des gencives annonce souvent une faiblesse des fonctions de l'estomac. Le saignement des gencives se remarque dans certaines lésions organiques du foie, dans quelques affections hémorrhoïdales, dans le scorbut. Pour remédier aux maladies des gencives, il faut bien distinguer si c'est un engorgement inflammatoire ou un engorgement scorbutique. Dans le premier cas, on doit les frictionner avec une brosse dure et les faire saigner de temps en temps, ayant soin de les gargariser régulièrement avec l'eau du docteur Jakson, étendue d'eau. Dans le second cas, quand les gencives sont mollasses, blanchâtres, on doit conseiller les astringents, les amers, les vin et sirop antiscorbutiques, les jus d'herbes ; une nourriture succulente, dont la partie végétale devra se composer de salades de chicorée, de cresson, etc. On devra employer douze à vingt flacons d'eau de Jakson, en touchant souvent les gencives malades avec un pinceau trempé dans cet odontalgique. Ces précautions empêchent la carie des dents en rétablissant la fermeté des tissus qui composent les gencives.

Supériorité de l'Eau du docteur Jackson.

L'eau du docteur Jackson ne rassemble en rien à tous les spécifiques que la mode inconstante adopte ou délaisse tour à tour; ses effets sont toujours les mêmes, parce que sa composition est toujours identique. Pour qu'on puisse mieux apprécier les avantages de cette nouvelle découverte, il nous suffira de citer l'approbation des commissaires qui ont été chargés de l'examiner et de donner un extrait des journaux de médecine.

RAPPORT MÉDICAL.

Sur l'Eau balsamique et odontalgique du docteur JOHN-WILLIAM JACKSON, *fait à la Société des sciences physiques et chimiques, etc., au nom d'une commission composée de MM.*

BARBET, chevalier de la Légion-d'Honneur, ex-pharmacien-major; CROMMARIAS, chevalier de la Légion-d'Honneur, chirurgien-major du 8e d'artillerie; DAVET, docteur en médecine, membre de plusieurs sociétés savantes; DEVERGIE aîné, chevalier de la Légion-d'Honneur, ancien chirurgien-major de l'hôpital du Gros-Caillou; GÉRARD, chevalier de la Légion-d'Honneur, ancien pharmacien principal des armées; JULIA DE FONTENELLE, professeur de chimie médicale, membre de la commission sanitaire de Paris; MORAND, chevalier de la Légion-d'Honneur, chirurgien des vétérans de Paris; PICHARD, docteur en médecine, médecin du bureau de bienfaisance du 7e arrondissement de Paris, membre de plusieurs sociétés savantes.

Messieurs,

M. Trablit, pharmacien, rue J.-J. Rousseau, 21, à Paris, vous a présenté un odontalgique sous le nom d'*Eau balsamique et odontalgique* du docteur *John-William Jackson*, pour le soumettre à votre examen; en conséquence, vous nous avez chargés de vous en rendre compte. Avant d'y procéder, nous avons exigé la communication de la formule de cette eau; elle nous a été loyalement donnée; mais comme l'auteur a pris un brevet d'invention de quinze ans, nous devons nous abstenir de la publier; vous approuverez sans doute notre réserve. Cette formule se compose de treize substances, dont les vertus odontalgiques sont bien constatées et dont l'emploi ne peut produire aucun effet dangereux. Cette eau a été préparée en présence d'un de vos commissaires, et divers essais ont été faits pour en reconnaître les propriétés. Il en résulte que dans le plus grand nombre de cas les douleurs de dents ont été instantanément calmées, et que ses effets ont été aussi efficaces que ceux des odontalgiques qui jouissent de la plus grande réputation.

En conséquence, votre commission vous propose de donner votre approbation à l'*Eau balsamique et odontalgique* du docteur JACKSON.

Signé : J. BARBET, DAVET, DEVERGIE, GÉRARD, PICHARD, JULIA DE FONTETELLE.

Les conclusions de ce rapport sont adoptées à l'unanimité.

Pour copie conforme

Le secrétaire perpétuel,

Signé : JULIA DE FONTENELLE.

Les liquides connus en médecine sous le nom d'*eaux odontalgiques*, *eaux dentifrices*, *eaux balsamiques*, etc., sont des préparations que les plus anciennes pharmacopées peuvent revendiquer. Il est constant que l'on a abusé de ce genre de médication. Il est encore évident qu'on ne saurait nier les propriétés bienfaisantes justement attribuées à plusieurs eaux odontalgiques. Il serait oiseux de poser une question consistant à connaître la prééminence d'un médicament sur un autre, et cela par voie d'exclusion. La perfection des procédés, qui est toujours l'ouvrage du temps, explique suffisamment pourquoi un agent médicamenteux est préférable à un autre; s'il s'agit de juger les choses existant à la même époque, c'est alors l'expérience pratique qui assigne le rang qu'elles doivent occuper dans l'opinion publique.

Nous pensons que ces courtes réflexions sont propres à motiver convenablement ce que nous avons à dire de l'eau du docteur Jakson. La juste réputation acquise à ce médecin justifie les succès obtenus par son spécifique.

Nous n'entrerons dans aucun détail sur l'eau de *Jackson*. Nous nous contenterons de la recommander comme éminemment précieuse dans les douleurs de dents. Son usage, comme dentifrice, ne le cède à aucune préparation du même genre. Il ne nous reste plus à dire que ces mots : voyez et jugez.

La brièveté de nos éloges sera sans doute appréciée par les personnes qui comprennent que le silence renferme souvent la plus sévère impartialité.

Gazette de Santé, hygie du 5 fév. 1841.)

Ordonnance du Roi.

LOUIS-PHILIPPE, roi des FRANÇAIS,

A tous ceux qui ces présentes verront, salut.

Sur le rapport de notre ministre secrétaire d'état au département du commerce;

Vu l'art. 6 du tit. Ier, et les articles 6, 7 et 15 du tit. 2 de la loi du 25 mai 1791 ;

Vu l'art. Ier de l'arrêté du 4 vendémiaire an 9 (27 septembre 1800), portant que les brevets d'invention, de perfectionnement et d'importation, seront proclamés tous les trois mois par la voie du Bulletin des lois.

Nous avons ordonné et ordonnons ce qui suit:

Art. 1er — Les personnes ci-après dénommées sont brevétées définitivement : Le propriétaire de l'eau BALSAMIQUE et odontalgique du docteur JACKSON auquel il a été délivré le 29 avril dernier le certificat de sa demande d'un brevet d'invention.

Art. 2.— Il sera adressé à chacun des brevétés et ses cessionnaires ci-dessus dénommés, une expédition de l'article qui le concerne.

Art. 3.— Notre ministre secrétaire d'état au département du commerce est chargé de l'exécution de la présente ordonnance qui sera insérée au Bulletin des Lois.

Signé : LOUIS-PHILIPPE.

Par le roi, le ministre secrétaire d'état au département du commerce.

Propriétés hygiéniques et médicales.

Cette eau calme à l'instant les plus violents maux de dents ; elle empêche la formation du tartre qui, par son enduit limoneux, ronge et altère les dents les plus solides. En outre, elle leur donne de l'éclat et de la blancheur sans nuire à l'émail, puisque cette eau ne contient aucun acide, ni aucune substance minérale, elles convient surtout aux femmes enceintes, pour prévenir tout engorgement de gencives et toute douleur de dents si commune dans cette position. L'eau de Jackson devant agir sur l'émail et sur la substance dentaire, on conçoit que deux ou trois flacons ne peuvent produire que peu d'effet; aussi faut-il s'en servir longtemps, et alors on est certain d'obtenir tous les effets mentionnés dans cet ouvrage.

Comme antiscorbutique, cette eau raffermit et cicatrise les gencives molles, boursoufflées et saignantes, prévient et guérit les altérations et la carie des dents, qui est une maladie si fréquente et si dangereuse surtout pour les personnes qui font usage du tabac et qui ont usé des préparations mercurielles. Par son arôme balsamique, elle maintient la bouche fraîche, rend l'haleine suave, avive le coloris des gencives et des lèvres, et les fait briller du plus vif incarnat. La manière d'employer cette Eau et la poudre dentifrice se trouve à la fin de cette brochure.

Cure-Dents — Leurs Dangers.

Les cure-dents sont faits de plumes d'oie, de bois rond et d'une fibre douce, comme ceux des Italiens et des Espagnols, d'or ou d'argent. Les meilleurs sont ceux de plume, à cause de leur flexibilité. Il ne convient point de se servir d'épingles, ni de la pointe d'un couteau; le contact de ces corps use les dents sur leurs parties latérales, et les épingles de cuivre, employées comme cure-dents, déposent sur les organes des particules cuivreuses, qui, au rapport de M. Duval, ont quelquefois déterminé aux dents des maladies d'où est résultée la nécessité de les extraire.

On ne doit point employer, pour se nettoyer les dents, des brosses faites de soie de sanglier; elles sont dures et blessent les gensives; les brosses les plus douces sont les plus convenables. Il faut diriger la brosse suivant la longueur des dents, parce que les soies de ces instruments agissent comme autant de petits cure-dents qui se glissent entre les dents, en enlèvent les particules alimentaires et le limon tartreux. Les éponges doivent être douces et préparées de manière à ne plus contenir les substances hétérogènes et dures qu'elles renferment; on les attache au manche des broches, ou l'on s'en sert sans les y adapter, ce qui est plus commode. Les racines suppléent aux brosses et sont aussi douces; on prépare pour les dents des racines de guimauve ou de réglisse, dont on a enlevé les parties extractives au moyen de l'ébullition; ensuite on les dispose en forme de pinceaux.

Il ne faut point toucher aux dents des adolescents; ce n'est qu'après la puberté qu'on peut y porter l'instrument. Mais on doit les accoutumer de bonne heure à se gargariser la bouche avec une eau limpide et fraiche où l'on verse quelques gouttes d'eau de Jackson; puis ils se frottent les dents avec une éponge ou du linge. Nous ne saurions trop recommander l'extrême propreté de la bouche; sans cela, cet organe contracte une mauvaise odeur, et cette incommodité est un fléau : on sait ce que rapporte Benserade d'une demoiselle qu'il avait entendue chanter et qui avait l'haleine très forte : *Voilà une fort belle voix et de fort belles paroles, mais l'air n'en vaut rien.*

Règles hygiéniques pour conserver ses Dents.

Indépendamment des soins de propreté, il en est d'autres qu'il est utile d'observer pour conserver la beauté et la bonté des dents. On ne saurait trop, par exemple, recommander d'éviter d'y porter une foule de petites atteintes qui, souvent, leur sont funestes; tels sont les coups qu'on se donne en jouant imprudemment; ceux qu'on reçoit par le choc des corps projetés dans les exercices gymnastiques, des cailloux, des balles, des noyaux, des noix; c'est s'exposer à de cruels accidents, à la felure des dents, à leur ébranlement, et surtout à en déterminer la carie. On ne croirait pas que tous ces accidents peuvent résulter de l'habitude même de couper du fil avec les dents incisives. L'usage de la pipe agace les dents, les use et y forme un vide qui semble avoir été tracé par l'instrument. La fumée du tabac ternit les dents, s'y empreint, et y dépose un tartre fuligineux et carbonique. Le froid et la chaleur font éprouver, chacun selon leur nature, les mêmes sensations qu'ils déterminent sur les différentes parties de l'économie, et le passage de l'un à l'autre rend toujours ces agents dangereux. L'usage fréquent et abondant des boissons chaudes est nuisible aux dents : les Hollandais qui prennent beaucoup de thé, et qui le prennent bouillant, ont les dents jaunes qui se carient de bonne heure.

Il n'est pas indifférent de conserver ou d'extraire une dent. Lorsqu'on peut la conserver, et qu'au contraire on en fait l'extraction, n'est-ce pas priver la personne qui vient de la perdre d'un instrument nécessaire à la mastication, et par conséquent à la santé ? N'est-ce pas la séparer d'un organe utile à la perfection de l'articulation de la parole, et n'est-ce pas lui ôter aussi une partie de l'agrément de la figure ? On ne saurait donc être trop circonspect lorsqu'il s'agit de se déterminer à conseiller l'extraction d'une dent. Jadis, il était défendu à un musulman de s'en faire ôter une sans la permission du souverain. Les Hébreux attachaient tant de prix à la possession de leurs dents, que celui qui, par quelques sévices, en détruisait une à son prochain, encourait la peine du talion. Pourquoi, de nos jours, les dentistes, ou plutôt les *arracheurs de dents*, mettent-ils si peu de réserve dans l'exercice de leur profession.

Instruction sur la manière d'employer l'Eau Balsamique.

Mettez vingt à trente gouttes plus ou moins, dans un demi-verre d'eau ordinaire; trempez dans ce mélange une brosse très douce ou une éponge fine pour frictionner la surface des dents ou des gencives; puis rincez-vous plusieurs fois la bouche et conservez la dernière gorgée.

Pour faire disparaître l'odeur peu agréable que laissent à la bouche certains aliments ou la fumée du tabac, il faut l'employer de la même manière et à dose un peu plus forte.

Les personnes qui ont l'haleine forte ou les gencives boursoufflées doivent renouveler plusieurs fois par jour cette gargarisatison et augmenter peu à peu les doses.

Pour calmer les douleurs de dents, on l'emploie pure en imprégnant un peu de coton qu'on applique sur le point douloureux; en outre, il faut se gargariser et tenir dans la bouche de l'eau bien chaude où l'on aura versé demi-cuillerée à café d'eau du docteur Jackson pour un verre d'eau. Si, malgré ces moyens, la douleur continuait encore, et s'il y avait fluxion, il faudrait appliquer un large cataplasme de farine de graine de lin sur la mâchoire, et prendre un bain de pied sinapisé.

Pour empêcher la carie des dents et leur chute, il faut se gargariser soir et matin avec la même liqueur convenablement étendue, en augmentant la force du gargarisme tous les huit jours.

Cosmétique pour la Table.

Une méthode confortable qui s'est nationalisée en France, parce qu'elle est utile et agréable, consiste à servir après chaque repas un bol d'eau tiède aromatisé avec l'eau du docteur Jackson, pour se rincer la bouche afin de parfumer l'haleine et de ne pas conserver le goût ni l'odeur des mets qui ont été servis pendant le repas. Cette coutume est excellente, et bien certainement c'est à cet usage généralement introduit dans toutes les familles anglaises et américaines que ces peuples doivent la conservation de leurs dents si renommées par leur éclat et par leur blancheur.

Poudre Jackson

Pour blanchir les dents.

On doit mettre au nombre des moyens qui concourent à l'ensemble du traitement énoncé ici l'usage de la poudre dentifrice du docteur Jackson.

Elle est l'indispensable complément de ce traitement; car elle prévient le retour des accidents ordinaires, en plaçant ceux qui en font usage dans les conditions hygiéniques les plus favorables.

Cette poudre est composée de substances toniques et antiscorbutiques qui, conjointement avec l'eau Jackson, tendent à prévenir et à guérir la carie. Elle rétablit à l'instant même la blancheur de l'émail que le tartre a terni, et neutralise le principe acrimonieux des humeurs buccales qui sont la cause de l'altération des dents. La poudre du docteur Jackson est d'une odeur suave, d'une saveur agréable, et remplace avec avantage les dentifrices composés sans la connaissance exacte de l'hygiène de la bouche.

Cette poudre ne contient aucun acide dangereux et ne cause jamais d'agacement nerveux. On l'emploie avec une brosse douce deux fois par mois, et ensuite on se gargarise avec de l'eau aromatisée avec l'eau Jackson. Quand on ne s'est pas nettoyé les dents depuis longtemps, on devra se servir de poudre dentifrice tous les deux jours, pour donner de l'éclat et de la blancheur à l'émail.

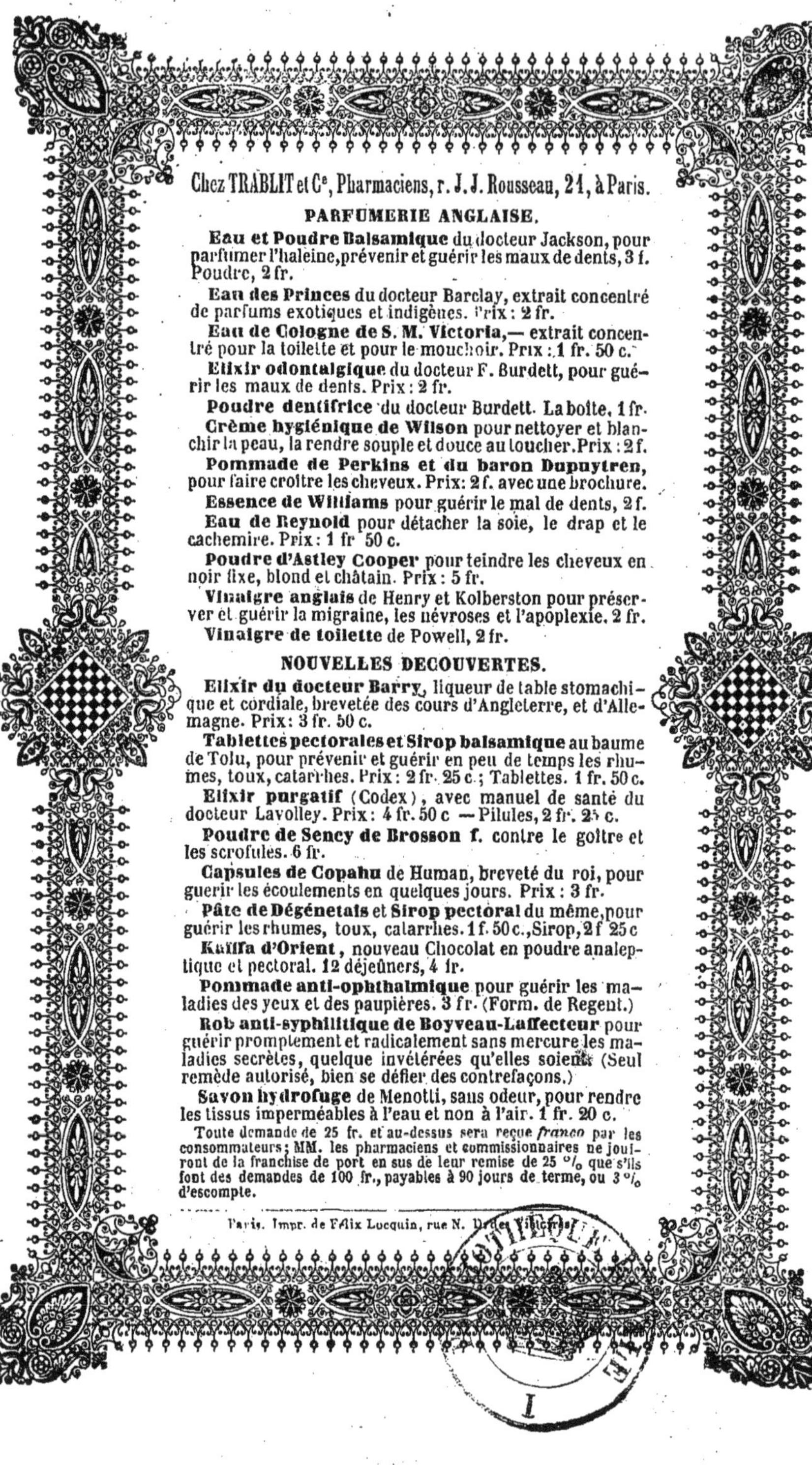
Chez TRABLIT et Ce, Pharmaciens, r. J. J. Rousseau, 21, à Paris.
PARFUMERIE ANGLAISE.
Eau et Poudre Balsamique du docteur Jackson, pour parfumer l'haleine, prévenir et guérir les maux de dents, 3 f. Poudre, 2 fr.
Eau des Princes du docteur Barclay, extrait concentré de parfums exotiques et indigènes. Prix : 2 fr.
Eau de Cologne de S. M. Victoria,— extrait concentré pour la toilette et pour le mouchoir. Prix : 1 fr. 50 c.
Elixir odontalgique du docteur F. Burdett, pour guérir les maux de dents. Prix : 2 fr.
Poudre dentifrice du docteur Burdett. La boîte, 1 fr.
Crème hygiénique de Wilson pour nettoyer et blanchir la peau, la rendre souple et douce au toucher. Prix : 2 f.
Pommade de Perkins et du baron Dupuytren, pour faire croître les cheveux. Prix: 2 f. avec une brochure.
Essence de Williams pour guérir le mal de dents, 2 f.
Eau de Reynold pour détacher la soie, le drap et le cachemire. Prix : 1 fr 50 c.
Poudre d'Astley Cooper pour teindre les cheveux en noir fixe, blond et châtain. Prix : 5 fr.
Vinaigre anglais de Henry et Kolberston pour préserver et guérir la migraine, les névroses et l'apoplexie. 2 fr.
Vinaigre de toilette de Powell, 2 fr.
NOUVELLES DECOUVERTES.
Elixir du docteur Barry, liqueur de table stomachique et cordiale, brevetée des cours d'Angleterre, et d'Allemagne. Prix: 3 fr. 50 c.
Tablettes pectorales et Sirop balsamique au baume de Tolu, pour prévenir et guérir en peu de temps les rhumes, toux, catarrhes. Prix : 2 fr. 25 c.; Tablettes. 1 fr. 50 c.
Elixir purgatif (Codex), avec manuel de santé du docteur Lavolley. Prix : 4 fr. 50 c — Pilules, 2 fr. 25 c.
Poudre de Sency de Brosson f. contre le goître et les scrofules. 6 fr.
Capsules de Copahu de Human, breveté du roi, pour guérir les écoulements en quelques jours. Prix : 3 fr.
Pâte de Dégénetais et Sirop pectoral du même, pour guérir les rhumes, toux, catarrhes. 1 f. 50 c., Sirop, 2 f 25 c
Kaïffa d'Orient, nouveau Chocolat en poudre analeptique et pectoral. 12 déjeûners, 4 fr.
Pommade anti-ophthalmique pour guérir les maladies des yeux et des paupières. 3 fr. (Form. de Regent.)
Rob anti-syphilitique de Boyveau-Laffecteur pour guérir promptement et radicalement sans mercure les maladies secrètes, quelque invétérées qu'elles soient. (Seul remède autorisé, bien se défier des contrefaçons.)
Savon hydrofuge de Menotti, sans odeur, pour rendre les tissus imperméables à l'eau et non à l'air. 1 fr. 20 c.
Toute demande de 25 fr. et au-dessus sera reçue franco par les consommateurs; MM. les pharmaciens et commissionnaires ne jouiront de la franchise de port en sus de leur remise de 25 % que s'ils font des demandes de 100 fr., payables à 90 jours de terme, ou 3 % d'escompte.
Paris. Impr. de Félix Locquin, rue N.

www.ingramcontent.com/pod-product-compliance
Ingram Content Group UK Ltd.
Pitfield, Milton Keynes, MK11 3LW, UK
UKHW020457220726
13923UKWH00006B/2611